# ENCORE UNE VICTIME

## DE

## L'OPÉRATION CÉSARIENNE

## OU

## LE CRI DE L'HUMANITÉ.

*Par le Docteur SACOMBE, Médecin-accoucheur et Professeur de l'art des Accouchemens.*

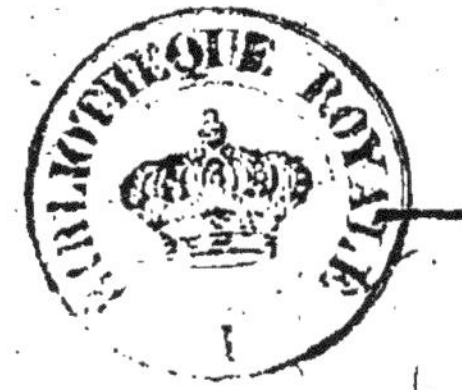


A PARIS,

Chez { MARET, DESENNE et DURAND, Libraires, au Jardin Égalité.
Et tous les marchands de nouveautés.

L'AN V.

# AUX AMIS
## DE L'HUMANITÉ.

Vingt années d'expérience dans la pratique de l'art des accouchemens m'ont convaincu, 1°. que la femme n'est jamais dans l'impossibilité physique d'accoucher d'un enfant à terme ; 2°. que la nature, qui doit savoir mettre au jour l'être qu'elle destine à vivre, se suffit toujours à elle-même ; 3°. que les instrumens sont inutiles et meurtriers ; 4°. que l'opération césarienne et la section sigaultienne sont des attentats dont tous les sophismes de l'art ne sauroient justifier la barbarie.

Fort de mes principes, fondés sur une expérience couronnée des succès les plus constans, je n'ai pas craint de donner, au nom de l'humanité souffrante, à tous les accoucheurs mécaniciens, ce défi solemnel consigné dans mon dernier ouvrage : en voici le texte.

## DÉFI

*A tous les accoucheurs qui croient ou feignent de croire à la nécessité des instrumens de l'opération césarienne et de la section sigaultienne.*

« Que tous les sectateurs des *Levret*, des
» *Chamberlayne* et des *Sigault* se réunis-

» sent pour trouver un sujet dont le bassin
» soit le plus vicieusement configuré ; qu'ils
» déclarent que cette femme enceinte est
» dans le cas de subir l'opération césarienne,
» ou la section *sigaultienne* ; qu'ils signent
» leur déclaration ; que cette femme soit
» ensuite confiée à mes soins, huit jours
» au moins avant le dernier terme de la
» grossesse, et si je n'accouche point cette
» femme sans autre instrument que ma
» main, je consens à perdre ce que je suis
» si jaloux de mériter, l'estime et la con-
» fiance publiques.»

Pourquoi ce défi si loyal n'a-t-il point été
accepté? L'opération césarienne et la section
*sigaultienne* sont-elles les deux colonnes
sur lesquelles nos modernes Hercules, les
*Levretistes* ont gravé le *nec plus ultrà* de
l'art des accouchemens ? Les arts ne con-
noissent d'autres limites que celles du génie.
S'il est vrai que la nature ne puisse dans
tous les cas se suffire à elle-même, il est
aisé de me convaincre à tout instant ou
d'ignorance ou d'imposture. Mais s'il étoit
vrai que l'art audacieux n'eût fait jusqu'à
ce jour que s'opposer aux heureux efforts
de la nature, ne serois-je pas en droit de
suspecter de mauvaise foi tous les accoucheurs qui refuseroient de se mesurer avec
moi dans une lutte aussi importante pour
l'humanité ?

Cependant, par quelle fatalité l'interprète
de la nature qui consacra ses veilles et ses

talens à publier ses merveilles , se trouve-t-il réduit aujourd'hui à répandre des larmes sur la tombe d'une femme victimée le 17 ventôse dernier , par un chirurgien-accoucheur , trop instruit et trop expérimenté , pour n'être pas violemment soupçonné d'avoir eu l'intention coupable de fonder sa réputation naissante dans l'art des accouchemens , sur le fol espoir du succès chimérique d'une opération inutile , atroce et meurtrière , de l'opération césarienne , condamnée et proscrite par les plus sçavans anatomistes , et les plus célèbres accoucheurs de tous les siècles. Voici le fait.

## F A I T.

Au mois d'août 1792 ( v. s. ) la femme *Vasseur* , épouse d'un imprimeur , alors âgée de vingt ans , enceinte de son premier enfant , à terme et en travail , fait appeler une sage femme , qui , se défiant de ses forces ou de ses lumières , demande un accoucheur. On a recours au citoyen *Antoine Dubois* , chirurgien-accoucheur , qui fait l'application du *forceps*, et accouche cette jeune femme d'un enfant mort et très-volumineux sans mutilation.

Au mois de décembre 1793 ( v. s. ), le citoyen *Dubois* se trouvant par hazard à la campagne , le citoyen *Maugras* , chirurgien , accoucha la femme *Vasseur* , à l'aide du *forceps* , de son second enfant , très - gros et vivant , mais qui mourut une heure après l'accouchement.

Depuis cette époque le citoyen *Dubois* ne rencontroit jamais la femme *Vasseur* avec son mari , sans leur dire, avec sa gaîté naturelle : *Allons , faites-moi un troisième enfant; il ne faut pas sitôt perdre courage, nous serons plus heureux une autre fois, etc.*

Cependant le 9 ventôse dernier , la femme *Vasseur*, enceinte de son troisième enfant, s'imaginant que les *douleurs spasmodiques* qu'elle ressentoit étoient les *douleurs naturelles* de l'enfantement , fait appeler le cit. *Dubois* , qui durant huit jours consécutifs fit de fréquentes visites, escorté de deux, trois et quatre élèves qui , tour-à-tour, faisoient à leur gré , plus ou moins d'attouchemens à la patiente. Enfin le 17 ventôse le cit. *Dubois* tint ce propos à la malade : *Avez-vous confiance en moi ?* N'en doutez pas , dit-elle.— *Eh bien , reprend l'accoucheur , je vais vous faire transporter à l'Hospice de l'Ecole de santé, où nous serons plus commodément , et où vous aurez du linge en abondance.*

Sur-le-champ, et sans lui faire part de son projet, sans jamais avoir articulé le mot d'opération césarienne, en l'absence et sans le consentement de son mari , sans consultation préalable de médecins , en un mot, de son autorité privée et par l'acte le plus arbitraire , le cit. *Dubois* fait transporter la malade à l'Hospice de l'École de santé, après avoir pris la singulière précaution de rompre les membranes et d'évacuer les eaux qu'elles renfermoient encore.

La cit. *Vasseur* arrive à l'Hospice. On la laisse respirer environ une demi-heure dans une salle voisine de celle où déjà l'on avoit dressé l'autel du sacrifice. On y place la victime, et là, le cit. *Dubois*, assisté du cit. *Baudelocque*, professeur - adjoint de l'École de santé de Paris, et environné d'une foule innombrable de spectateurs, pratique l'opération césarienne.

Au premier coup de bistouri, la malheureuse *Vasseur* pousse un cri de désespoir, et profère ces mots bien remarquables : *Ah ! si je m'étois doutée qu'on voulût m'opérer, j'aurois préféré mourir; vous m'avez trompée. Je sens que vous me fendez le ventre.*

Ce juste reproche fait en public, d'avoir abusé de la confiance d'un être souffrant pour le tromper, fut un coup de foudre pour le cit. *Dubois*, et lui fit commettre, sans doute, dès le début de l'opération, deux fautes graves, que j'aime mieux imputer à son trouble qu'à son impéritie. L'une est d'avoir pratiqué l'incision abdominale de haut en bas, au lieu de la pratiquer de bas en haut; l'autre, d'avoir négligé de faire la ligature d'une branche de l'artère épigastrique qui donnoit beaucoup de sang.

La malheureuse *Vasseur* est morte trois jours après l'opération; l'enfant a survécu à sa mère.

A 4

Du reste, point de procès-verbal, point d'ouverture de cadavre, point d'examen public du bassin ; en un mot, point d'acte authentique qui justifie la nécessité d'une opération aussi barbare ; formalités cependant que l'instruction des élèves et l'honneur même de l'instituteur rendoient indispensables. Au contraire, le C. *Dubois*, comptant sans doute sur la bonne foi des élèves, leur dit qu'il avoit été obligé de vuider le crâne du premier enfant de la C. *Vasseur*, tandis qu'il est constant que cette assertion est purement gratuite. Voilà les faits dans la plus exacte vérité ( 1 ).

Jamais cause ne fut plus importante et plus digne de fixer les regards des naturalistes et des philantropes, puisqu'il ne s'agit de rien moins que de faire triompher la nature et de venger enfin l'humanité dont les droits imprescriptibles et sacrés furent trop long-tems foulés aux pieds par l'ignorance et par le charlatanisme.

Loin de moi les prestiges d'une vaine éloquence ; moins jaloux d'éblouir que d'éclairer le vulgaire, mon style sera simple, rapide, intelligible pour ceux même qui ignorent les premiers élémens de mon art, parce que, dans l'étude de la nature, la vérité, ce soleil du monde moral doit, ainsi que l'astre du jour, soleil du monde physi-

_______________

( 1 ) Les preuves matérielles de ces faits seront imprimées à la suite de ce Mémoire.

que, luire pour tous les êtres et chasser comme lui les ténèbres, images fidelles de l'erreur et du mensonge.

Le simple développement des faits divisera naturellement ce mémoire en trois parties. Dans la première je ferai voir, d'une part, l'opération césarienne enfantée, propagée, accréditée par l'imposture et par l'impéritie; de l'autre cette même opération toujours tentée sans succès, et proscrite enfin par les anatomistes et les accoucheurs les plus célèbres. Dans la seconde je prouverai que la femme *Vasseur* ne devoit, sous aucun rapport, subir l'opération césarienne, et que l'intérêt de l'humanité n'a pu servir de prétexte à cette barbarie. Enfin, dans la troisième, je démontrerai, jusqu'à l'évidence, qu'il y a eu, dans cet acte arbitraire, dol, préméditation, abus de confiance, et conséquemment que le citoyen *Dubois* est dans le cas de la loi qui condamne à une indemnité le chirurgien convaincu d'un pareil délit.

Mais qu'entends-je?.... La calomnie voudroit-elle infecter du poison de sa bouche un écrit enfanté sans passion et par le seul desir d'être utile à mes concitoyens? Je vais d'un seul mot la réduire au silence, ou du moins opposer à ses traits une égide impénétrable. L'interprète de la nature doit être aussi pur que la divinité qui l'inspire.

Je déclare sur mon honneur que je ne connois point le citoyen *Dubois*, que je ne lui ai jamais parlé, que je l'ai entrevu pour la première fois chez le juge-de-paix de la section du Théâtre Français, qu'aucun ressentiment n'a pu diriger ma plume ; en un mot, que je n'ai d'autre motif, en vengeant la mort de la femme *Vasseur*, que d'affranchir l'humanité souffrante d'une opération inutile, féroce et meurtrière.

# PREMIÈRE PARTIE.

L'opération césarienne consiste à faire une incision de six à huit pouces au ventre et à la matrice d'une femme enceinte, pour extraire de ce viscère l'enfant et le *placenta* ou délivre qui y sont renfermés.

Pour peu qu'on veuille se donner la peine de réfléchir sur les dangers d'une telle opération, soit à raison de l'effrayante solution de continuité qu'elle exige, soit à raison de l'importance du viscère qu'il faut inciser, soit enfin à raison des accidens sans nombre qui doivent nécessairement survenir dans les circonstances orageuses auxquelles on la pratique, on se persuadera sans peine que l'opération césarienne n'a jamais eu et n'aura jamais d'heureux succès. Je ne crains donc point de dire avec le célèbre *Mauriceau* (1) « si l'on examinoit bien l'origine » de toutes les histoires qu'on fait touchant » cette opération, la recherchant exacte-

_______________

(1) Chap. XXXII de l'Opér. césar. page 352.

» ment ( comme je fis dans une occasion,
» où ayant visité une femme qui se flattoit
» de porter au ventre la noble cicatrice
» d'une opération césarienne, je trouvai
» une large cicatrice à la partie latérale
» droite de la poitrine, à raison d'un abcès
» qu'elle avoit eu en cette partie ) on trou-
» veroit toujours que ce sont pures fables,
» et que celles que nous rapporte *Rousset*
» en son enfantement césarien, n'en ont
» pas eu d'autre que la rêverie, le caprice
» et l'imposture de leurs auteurs. »

En effet, je n'ai pas encore lu une seule observation en faveur de l'opération césarienne qui soit digne de foi, c'est-à-dire, qui soit étayée de preuves suffisantes, et de témoignages propres à déterminer l'homme le moins incrédule à croire raisonnablement à un succès physiquement impossible. Des ouï-dire, de larges cicatrices, la vue même d'une plaie récente au ventre d'une accouchée, ne sont pas aux yeux d'un anatomiste impartial, des preuves plus certaines de la pratique et du succès d'une opération césarienne que ne le seroit l'existence d'une large cicatrice à la partie latérale gauche de la poitrine pour le convaincre de la cure d'une plaie pénétrante dans un des ventricules du cœur.

Pour me faire croire au succès d'une opéra-tion césarienne, il faudroit que des médecins éclairés et dignes de foi m'atestassent avoir été témoins oculaires 1º. de la pratique de l'opération ; 2°. de l'extraction de l'enfant et du *placenta* hors de la matrice ; 3°. du traitement de la malade ; 4°. de son rétablissement à la santé. Sans ces conditions essentielles, je ne me déterminerai jamais à croire au succès d'une opération humainement impossible. Eh ! certes, rien de plus aisé à un accoucheur peu délicat sur le choix des moyens propres à établir sa renommée, que d'en imposer sur ce point aux gens de l'art les plus instruits, en faisant aujourd'hui une incision au ventre d'une femme en travail à l'instant physique où l'enfant vient de franchir spontanément le bassin par la voie naturelle, et en dressant le lendemain un procès-verbal d'après la seule inspection de la plaie faite au ventre, bien persuadé qu'on aimera mieux l'en croire sur sa parole que de r'ouvrir la plaie pour constater l'état actuel de la matrice. C'est à la faveur d'une supercherie de ce genre que *Sigault*, ( je suis en état de le démontrer au besoin ) que *Sigault*, dis-je, abusa de la bonne foi du docteur *Alphonse Leroy*, trop jeune alors pour se douter du stratagême, et fit retentir l'Europe d'un prétendu succès auquel il ne crut jamais lui-même.

Je le dis avec douleur, mais avec le généreux dévouement d'un homme qui a fait à la Vérité le sacrifice de son repos, de sa fortune et de sa vie ; oui, la matrice fut trop souvent aux faiseurs d'accouchemens, ce que la gibbecière est aux faiseurs de tours, avec la seule différence que les bâteleurs amusent le public en escamotant les choses, et que les instrumenteurs le trompent en escamotant les individus.

*François Rousset*, qui publia en 1581 le premier ouvrage sur l'opération césarienne ( 1 ), nous apprend 1°. que *Jacques Nupherus*, châtreur du village de Siergershensen en Suisse, la pratiqua le premier, l'an 1500, avec le plus brillant succès sur son épouse *Elisabeth Alespachin*, laquelle accoucha dans la suite de jumeaux par la voie naturelle ; 2°. que la femme *Godard* subit six fois cette opération, les enfans étant toujours vivans, mais qu'elle périt à son septième accouchement, *Guillet*, barbier de Milly, son opérateur, étant mort précédemment ; 3°. que *Desmarais*, chirurgien à la Châtre en Berry, tira par le côté à sa femme, un fils nommé *Simon*, après quoi elle ne laissa pas d'accoucher d'une fille nommée *Renée* ; 4°. que *Jean Lucas*, jeune barbier, demeurant à Bunou, pratiqua l'opération césarienne à *Bernarde Arnould*, de Naugeville, près d'Etampes, laquelle redevint grosse et accoucha naturellement d'une fille ; 5°. qu'un *Mathurin*, débonnaire chirurgien, pratiqua avec succès cette opération en Anjou, etc.

_______________________________

( 1 ) Traité de l'Hystérotomotokie 1581.

La première réflexion qui s'offre naturellement à l'esprit, après la lecture de ces fables, auxquelles je rougirois de donner le nom d'observations, est que *Rousset* et son associé *Bauhin* ne pratiquèrent jamais ni les accouchemens, ni l'opération césarienne. Or je dis qu'avec les plus vastes connoissances en médecine et les intentions d'ailleurs les plus pures, un auteur qui fonde la théorie de son art sur la pratique et les observations d'autrui, s'expose à être dupe de sa bonne foi, et à propager une doctrine plus funeste qu'utile à l'humanité.

En second lieu, à qui voudroit-on persuader que l'opération césarienne a réussi entre les mains d'un chatreur, d'un *Mathurin*, d'un jeune barbier ou de quelques mauvais chirurgiens de village, lorsqu'une longue et funeste expérience a démontré que cette opération fut toujours l'écueil des anatomistes les plus sçavans et des accoucheurs les plus exercés ? *Credat Judœus Apella non ego.*

Enfin, les deux tiers des femmes qu'on dit avoir subi l'opération césarienne avec succès ont, de l'aveu même de ces observateurs, accouché dans la suite heureusement et par les voies naturelles ; ce qui prouve qu'il n'y avoit point d'impossibilité physique de l'accouchement, et que des hommes atteints de la rage de faire des *essais* se sont déterminés à pratiquer ces opérations sanglantes sans connoître la nature des obstacles qui s'opposoient à l'accouchement de leurs malheureuses victimes.

Quatorze fables , plus absurdes les unes que les autres , ajoutées aux cinq déjà citées , composent le recueil des observations de *Rousset* et de *Bauhin* sur les prétendus succès d'une opération tellement à la mode au commencement du dix-septième siècle, que *Scipio Mercuri* , chirurgien de Rome , qui publia en 1604 une dissertation ( 1 ) sur les accouchemens , nous assure que, de son tems, l'opération césarienne étoit autant en usage en France que la saignée l'étoit en Italie contre les maux de tête.

Cependant les éloges outrés que *Rousset* et *Bauhin* faisoient de l'opération césarienne , déterminèrent les plus célèbres chirurgiens de Paris à la pratiquer. *Ambroise Paré* , *Guillemeau* , *Brunet*, *Viart*, *Charbonnet* en firent l'essai tour-à-tour, mais sans succès ni pour les mères ni pour les enfans. Convaincu par l'expérience du danger de cette opération , voici le jugement qu'en porte *Paré* , ce célèbre restaurateur de la chirurgie.

« Or je m'émerveille, comme d'autres veu-
» lent affirmer , avoir vu des femmes aux-
» quelles, pour extraire leurs enfans, l'on
» auroit incisé le ventre, non-seulement
» une fois , mais plusieurs : car telle chose
» pour raison m'est impossible à croire ,

---

( 1 ) *La Comare Orucoglitrice.* A Venise 1604.

( 16 )

» attendu que pour donner issue à l'enfant,
» il faudroit faire une grande plaie aux
» muscles de l'épigastre , et pareillement à
» la matrice , laquelle étant imbue d'une
» grande quantité de sang et faisant une
» division si grande , il y auroit une très-
» grande hémorragie dont la mort s'en sui-
» vroit. Davantage , avoir consolidé la plaie,
» la cicatrice ne permettroit à la matrice
» de se dilater pour porter un nouvel en-
» fant. Partant je ne conseille jamais de
» faire une telle œuvre où il n'y a nul es-
» poir , en parlant humainement ( 1 ).

*Guillemeau ,* célèbre accoucheur de Paris , dit que de cinq femmes opérées par lui
et par *Brunet , Viart* et *Charbonnet* , en
présence de Mr. *Paré* , il n'en rechappa
aucune , quoiqu'on n'eût rien omis à faire
l'opération césarienne dextrement et métho-
diquement. Voyant que le succès en étoit
constamment malheureux , Mr. *Paré* s'est
désisté et retracté , ensemble tout notre
collége des chirurgiens jurés à Paris ( 2 ).

Tout autre que *Rousset* eût déféré à l'a-
vis unanime des hommes de l'art les plus
instruits de son siècle et renoncé à la manie
d'accréditer une opération désastreuse. Mais
pour renoncer à une erreur , il faudroit être
de bonne foi, et *Rousset* ne l'étoit pas : au
contraire , je vais prouver qu'il fût le plus

---

( 1 ) Œuvres Chir.
( 2 ) L'heureux accou. liv. II, chap. XXVIII.

ignorant

( 17 )

ignorant et le plus effronté des charlatans.

Au seizième siècle la langue latine étoit la langue des sçavans. Pourquoi *Rousset* écrit-il en français en 1581 ? Parce qu'il ne savoit pas le latin. C'est dans son ouvrage même que j'en trouve la preuve ; la voici. *Combien que de telle incision ait pris nom le premier des Césars ( qui fut Scipion l'Africain ) ainsi mis au monde, et que de lui nous ayons nommé cette incision césarienne* (1). Il a, dit-il, donné le nom de césarienne à cette incision, parce que Scipion l'Africain, le premier des Césars, fut ainsi mis au monde. Voici le texte de Pline à ce sujet. *Auspicatius enectâ parente giguuntur (infantes) sicut Scipio Africanus prior natus, primusque Caesarum, à caeso matris utero dictus* (2).

On voit, d'après le texte, qu'il n'est pas permis d'ignorer l'histoire à ce point, et qu'un écolier de sixième qui feroit un pareil contre-sens dans la traduction de ce passage, seroit mis, à juste titre, au rang des docteurs d'Arcadie.

*Rousset* fut le plus effronté des charlatans, puisqu'en 1573, n'étant ni chirurgien ni médecin, il eut l'audace de forger des observations, et de propager une erreur funeste à l'humanité.

*Rousset* méritoit donc de trouver un

_______________

(1) Enfant. César. 1581.
(2) Plin. Hist. nat. lib. VII, cap. IX.

B

homme dont la plume brûlante cautérisât son front et y laissât, au nom de l'humanité, l'éternelle empreinte du ridicule qui force le plus intrépide charlatan à rougir aux yeux de son siècle et de la postérité.

*Marchand*, chirurgien de Paris, qui réunissoit aux connoissances de son état, un profond savoir et une vaste érudition, *Marchand* publia contre *Rousset* plusieurs écrits dans lesquels il soutient que ses observations sont fausses, que l'opération césarienne est toujours meurtrière, et qu'un accoucheur qui a des principes peut surmonter tous les obstacles qui s'opposent à l'accouchement, dans un travail laborieux. Les déclamations de *Marchand* furent funestes à *Rousset* ; elles déterminèrent les meilleurs praticiens à renoncer à cette opération.

Le jugement rendu contre l'opération césarienne par le collége de chirurgie et par la faculté de médecine de Paris, fut confirmé par les plus célèbres accoucheurs.

« *Mauriceau* dit qu'on peut toujours ex-
» traire l'enfant dans les accouchemens
» laborieux, sans qu'il soit nécessaire que
» par un trop grand excès d'inhumanité, de
» cruauté et de barbarie on en vienne à la
» section césarienne pendant que la mère
» est vivante.»

*Peu* qui a fait cinq mille accouchemens en sa vie, et qui n'a publié son ouvrage qu'après quarante années de pratique ; *Peu*

blâme ceux qui font l'opération césarienne
sur la femme vivante.

Cependant *Ruleau*, chirurgien à Saintes,
moins entraîné par la force et la solidité
des raisonnemens de *Rousset* que séduit par
l'espoir de partager sa célébrité, pratiqua,
dit-on, l'opération césarienne le 25 février
1689 sur la femme *Catherine Savineau*. Je
ne m'amuserai point à contester un succès
qui n'a jamais eu et qui ne pourra jamais
avoir lieu ; mais je reprocherai à *Ruleau* ce
que *La Motte* lui a déjà reproché, d'avoir
embouché la trompette pour publier un funeste exemple d'un prétendu succès, et
d'avoir caché, avec le plus grand soin, le
nombre des victimes de l'opération césarienne.

*Dionis* a dit, en parlant de l'opération
césarienne : « Il faut qu'un mari soit aussi
» barbare que le fut *Henri VIII*, roi d'An-
» gleterre, pour la permettre, et qu'un chi-
» rurgien manque d'humanité. L'idée seule
» d'ouvrir une femme vivante doit faire
» trembler le plus intrépide. »

*Heister*, dans ses Instituts de chirurgie,
où il traite des accouchemens, proscrit l'o-
pération césarienne sur le sujet vivant.

*Ould*, qui écrivoit au commencement de
ce siècle, dit que l'opération césarienne est
un acte d'inhumanité, détestable, barbare
et contraire aux loix. *It is a detestable,
barbarous and illegal piece of inhumanity.*

*Amand* et *Portal*, chirurgiens - accoucheurs de Paris, ne parlent pas même dans leurs ouvrages de l'opération césarienne, et ce silence de deux praticiens célèbres ne prouve guère en sa faveur.

Un chirurgien dont la France regrettera long-tems la perte, *Dusault*, chirurgien en chef du grand Hospice d'humanité de Paris, aux talens duquel j'ai rendu un hommage public en lui dédiant mon dernier ouvrage, *Dusault* m'a dit qu'il avoit pratiqué sans succès l'opération césarienne, et dans le cas seulement où la femme expirante par suite de mauvaises manœuvres, étoit sans ressource, et qu'il espéroit sauver l'enfant ; mais qu'il croiroit commettre un meurtre en la pratiquant sur la femme vivante. Cet aveu, il l'a fait publiquement à ses élèves, dans son cours, parce qu'il répugne à un homme délicat de tromper des jeunes gens crédules, accoutumés à jurer sur la parole de leur instituteur.

Cependant un accoucheur qui tient en ce moment dans Paris le sceptre de l'art des accouchemens, et qui ne voudroit pas, sans doute, souiller sa renommée par une imposture, le citoyen *Baudelocque*, professeur adjoint de l'École de santé de Paris, s'est flatté le 17 germinal dernier, en présence de tous les élèves de l'Ecole, d'avoir pratiqué avec succès l'opération césarienne sur une femme vivante et qui existe encore ; cet accoucheur a prophétisé même que la fille de cette personne, qu'il dit avoir hé-

rité des vices de conformation de bassin,
de sa mère, ne pourra enfanter que par le
bienfait de l'opération césarienne. Je con-
jure au nom de l'humanité le citoyen *Baudelocque* de dissiper les doutes qu'un excès
de délicatesse de sa part a fait naître sur
ce succès dans l'esprit de ses élèves. En
attendant, je ne sais lequel des deux doit
le plus nous étonner, ou de la modestie de
l'accoucheur, qui s'est plu à dérober si
long-tems au public la connoissance de ce
chef-d'œuvre de l'art, ou de l'ingratitude
de la femme opérée, qui concentre dans
son cœur le juste tribut de reconnoissance
dû à son sauveur.

Je viens de démontrer les dangers et
l'impossibilité du succès de l'opération césarienne par l'imposture des charlatans et
par l'expérience des hommes de l'art les
plus célèbres : je vais prouver maintenant
que la femme *Vasseur* ne devoit, sous aucun rapport, subir l'opération césarienne,
et que l'intérêt même de l'humanité n'a pu
servir de prétexte à cette barbarie.

## SECONDE PARTIE.

Les saignées périodiques durant le cours
de la grossesse ; le *travail* provoqué avant
terme ; les attouchemens rudes et fréquens
durant les douleurs naturelles ; l'audacieuse
témérité de placer et de déplacer, à son
gré, la tête de l'enfant durant le *travail* ;

B 3

l'usage et trop souvent l'abus des cordiaux et des liqueurs fermentées , sous prétexte de soutenir ou de ranimer les forces de la femme en *travail* , voilà , voilà les seules , les véritables causes de ces accouchemens , qu'on a très-bien désignés sous le nom d'*accouchemens contre nature* , puisqu'en effet ils sont provoqués et terminés en dépit d'elle.

Qu'on ne nous parle donc plus ni d'*étroitesse* du bassin de la mère , ni de *monstruosité* de la tête de l'enfant , effroyables chimères enfantées par l'ignorance et par le charlatanisme , pour justifier aux yeux du vulgaire l'application du *forceps* et la pratique des opératious césarienne ou *sigaultienne*.

Il est un autre écueil non moins dangereux , contre lequel viennent échouer les accoucheurs mécaniciens , c'est - à - dire , ceux qui donnent plus à l'art qu'à la nature, et le nombre n'en est malheureusement que trop grand , je parle des *douleurs spasmodiques* que les Levretistes confondent sans cesse avec les *douleurs naturelles* de l'enfantement.

Cette erreur volontaire chez le charlatan , involontaire chez l'ignorant , fit à elle seule plus de victimes que n'en firent ensemble toutes les causes d'accouchemens laborieux.

Une femme jeune , délicate , dont la fibre est roide , le système nerveux très-irritable , l'imagination ardente, une femme qui durant le cours de sa grossesse s'est li-

vrée à des exercices violens, qui porte un
enfant volumineux, en qui des causes morales ont troublé l'exercice des fonctions
naturelles, cette femme, dis-je, éprouve
plus ou moins de jours, avant le dernier
terme de la grossesse, des mouvemens spasmodiques, vulgairement appelés *fausses
douleurs*. Les sages-femmes ou accoucheurs
routiniers mandés dans ces circonstances
orageuses, et stimulés à la témérité, par
l'impatience et l'erreur de calcul de la malade qui croit être à terme, touchent, re-
touchent, *travaillent*, et, à force de *travailler*, mettent enfin en *travail*, avant le
dernier terme de la grossesse, une femme
qui seroit accouchée naturellement, si, au
lieu des moyens mécaniques on eût fait
usage des moyens médicaux analogues à
son état, tels que les anti-spasmodiques,
les bains, le repos dans une situation ho-
rizontale, un opiat, une potion calmante
ou légèrement cordiale, le nître, l'élixir
acide de vitriol, souvent même les soins
affectueux de l'amitié, si puissans sur des
ames sensibles contre les causes morales.

Voilà des principes vrais, simples, inva-
riables qui ne seront jamais démentis ni
par les observateurs judicieux, ni par les
praticiens éclairés; et voici les conséquences
que j'en tire.

La femme *Vasseur* étoit jeune, brune,
enceinte d'enfant très-gros, et conséquemment rangée dans la classe des femmes su-

jettes à éprouver long-tems des *douleurs spasmodiques*. Agée de vingt ans, enceinte pour la première fois, aux premières atteintes de ces spasmes elle envoie chercher une sage-femme qui, comme mille autres, ne sachant de son art que ce qu'il faut pour faire des sottises, *travailla* autant et aussi long-tems qu'il fallut pour tuer l'enfant. Le citoyen *Dubois* appelé au secours, arrive avec son *forceps*, cheval de bataille des accoucheurs auxiliaires ou réparateurs des torts des matrones infanticides. Il en fait l'application et emmène un enfant très - volumineux, mort, mais sans mutilation.

Un an après cette époque, la femme *Vasseur* n'ayant point été préalablement tourmentée par une sage-femme, fut accouchée par le citoyen *Maugras*, chirurgien, d'un enfant très-gros et vivant, mais qui, fatigué par le *forceps*, perdit la vie une heure après sa naissauce.

L'application du *forceps* étoit-elle nécessaire pour l'extraction des deux enfans de la femme *Vasseur*? Non sans doute. Cette femme n'étoit point en *travail*; quelques jours plus tard elle seroit accouchée heureusement, et la nature qui la rendit féconde, auroit su mettre au jour des êtres destinés sans doute à vivre, puisque le dernier ne put mourir qu'une heure après son extraction anticipée hors de la matrice.

Cette vérité, depuis long-tems démontrée pour moi par une longue expérience et des

succès constamment heureux, va devenir
sensible pour tout homme impartial et de
bonne foi, par l'observation même du troisième accouchement de la femme *Vasseur*.

Depuis le 9 jusqu'au 17 ventôse, la femme
*Vasseur* fut en proie à des *douleurs spas-*
*modiques* non équivoques, puisque le caractère essentiel de ces douleurs est d'ac-
croître, par dégrés, l'irritation nerveuse
aux dépens des forces expultrices de la matrice, effet admirable de l'harmonie des
loix de la nature, qui n'a pas voulu que
l'enfant renfermé dans la matrice devînt
l'innocente victime des imprudences ou de
la foiblesse organique de sa mère. En effet,
il est constant que le 17 ventôse, indépen-
damment des souffrances de la malade, les
choses étoient dans l'état naturel et le plus
satisfaisant possible, c'est-à-dire, que l'enfant étoit vivant, qu'il nageoit dans les eaux
de l'amnios, que les membranes étoient dans
leur intégrité ; en un mot, la patiente n'é-
toit pas plus en *travail* le 17, qu'elle ne
l'étoit le 9 : donc ses douleurs n'étoient que
*spasmodiques*.

Que fit le citoyen *Dubois* pendant huit
jours consécutifs pour calmer les vives
angoisses de sa malade ? Hélas ! de fréquentes visites, et toujours accompagné de
deux, trois et quatre élèves, qui tour-à-
tour, moins clairvoyans que les quinze-
vingts, cherchoient envain la nature du
bout du doigt, au défaut de lumière.

Je voudrois connoître ces jeunes élèves, je leur demanderois quel fruit ils ont retiré de ces nombreux attouchemens qui, durant huit jours, dûrent physiquement et moralement fatiguer, impatienter, excéder une malheureuse créature, à qui la médecine eût rendu, d'un seul mot et comme par enchantement, le calme et le sommeil si nécessaires à son état ; je leur demanderois si ces attouchemens les ont éclairés sur l'existence de quelque vice de conformation du bassin de cette femme ; à quels signes ils les ont reconnus ; s'ils peuvent se flatter de les reconnoître dans un autre sujet ; enfin, s'ils sont intimément convaincus qu'une femme qui étoit accouchée précédemment de deux enfans très-gros, dont l'un vivant, fut dans l'impossibilité physique de mettre au monde un troisième enfant par la voie naturelle.

Ah ! sans connoître ces jeunes-gens, je leur rends assez de justice pour être persuadé qu'ils me répondroient avec la modestie et l'ingénuité de leur âge : « Nous » avons vu éventrer une femme, mais on » n'a pás daigné nous montrer son bassin » après sa mort; ensorte que nous ne savons » ni pourquoi ni comment cette opération » a été pratiquée.»

Adressons-nous donc au professeur lui-même, et demandons-lui quelles raisons ont pu le déterminer à jouer ainsi la vie d'un être parfait contre celle d'un être imparfait.

*Dubois.* J'ai reconnu que l'enfant, à raison de la *monstruosité* de sa tête, ne pourroit franchir les détroits du bassin dé sa mère.

*Sacombe.* Cependant il est constant que les deux premiers enfans de la femme *Vasseur* étoient plus gros que le dernier ; comment celui-ci n'auroit-il pu franchir les détroits d'un bassin qui avoit livré passage aux deux autres ?

*Dubois.* Oui , mais l'étroitesse du bassin de cette femme.

*Sacombe.* A quels signes certains reconnoît-on que la tête d'un enfant à terme , susceptible , par sa structure , de la plus grande compression à l'aide des forces éminemment expultrices du viscère qui le renferme , ne pourra passer à travers sa filière naturelle ?

*Dubois.* Aux douleurs aiguës qu'éprouve nuit et jour une femme en travail.

*Sacombe.* Dites plutôt que vous croyez être en travail , mais dont les douleurs aiguës ne sont que spasmodiques. Du reste , n'avez-vous point de signes moins équivoques de cette impossibilité absolue ?

*Dubois.* J'avoue qu'il est difficile de donner une théorie satisfaisante d'une science qu'on ne peut acquérir que par une longue expérience.

*Sacombe.* Il est vrai que le citoyen *Vasseur* , vous reprochant un de ces jours, d'avoir voulu faire un essai sur sa malheureuse épouse, vous lui répondîtes, en vous chatouillant complaisamment le menton, que vous pratiquiez l'opération césarienne pour la sixième fois. S'il faut éventrer six femmes enceintes pour posséder la triste connoissance des vices de conformation du bassin, je suis peu jaloux de l'acquérir à ce prix. Cependant permettez-moi de vous objecter qu'il y a eu de la témérité de votre part, à prononcer seul un pareil arrêt contre une femme accouchée précédemment de deux enfans, quand jadis trois accoucheurs des plus fameux eurent la douleur de voir accoucher à l'Hôtel-Dieu de Paris, heureusement et par la voie naturelle, d'un enfant à terme et vivant, une femme qu'ils venoient de condamner, à l'unanimité, à l'opération césarienne.

*Dubois.* Aussi me suis-je étayé des conseils de mon collégue, le célèbre *Baudelocque.*

*Sacombe.* Puisque vous mettez en scène le citoyen *Baudelocque,* je ne vous dissimulerai point que sa conduite dans cette affaire n'a pas répondu à l'idée qu'on avoit des talens, de la sagesse et de la loyauté de ce professeur. En effet, de deux choses l'une : ou le citoyen *Baudelocque* a reconnu avec vous, et comme vous, l'indispensable nécessité de pratiquer l'opération césarienne sur la femme *Vasseur,* ou il ne l'a point reconnue. Dans le premier cas, pourquoi ne s'est-il point empressé, pour son honneur et pour le vôtre , de constater publiquement dans une de ses leçons , immédiatement après sa mort , l'existence des vices de configuration du bassin de la défunte , au lieu de s'armer de bassins qui , suivant l'expression d'un élève ( 1 ) de l'École de santé de Paris , *roulent depuis plusieurs siècles dans les greniers de l'Ecole*, et dont la plupart sont peut-être des bassins mâles, c'est-à-dire , de jeunes adolescens ? Dans le second cas , pourquoi ce célèbre professeur a-t-il pu consentir à être froid spectateur et complice d'un meurtre auquel il pouvoit s'opposer par l'heureux effet de cet ascendant irrésistible que donne aux vrais dépositaires de la science une célébrité fondée sur les talens et la probité ?

Mais ce n'est pas du cit. *Baudelocque* , c'est de vous dont il s'agit. *Je me suis étayé,* dites-vous , *d'un accoucheur célèbre.* Si c'est là ce que vous appellez une consultation , vous êtes dans l'erreur. En vous étayant d'un accoucheur dans une opération aussi grave , vous n'avez fait précisément que ce que vous ne pouviez vous dispenser de faire sans crime. En effet , quelque exercé que vous soyez à éventrer des femmes, pouviez-vous , sans un excès de témérité coupable , présumer assez avantageusement de vos forces physiques , pour

____

( 1 ) Voyez la lettre du citoyen *Gütel* , imprimée à la suite de ce Mémoire.

oser vous flatter de n'être point ému à
l'aspect des entrailles fumantes d'une victime humaine et vivante qui , faute d'un
homme de l'art capable de vous suppléer
au besoin , eût été exposée à périr sous le
couteau sanglant d'un opérateur en qui je
dois supposer la sensibilité de l'homme et
non la rage du tigre.

Mais deux accoucheurs , partisans par
système de l'opération césarienne , ont-ils
pu , sans l'aveu de la malade , en l'absence
et sans le consentement de son mari , sans
consultation préalable de médecins et de
chirurgiens-accoucheurs , sous le vain prétexte de l'intérêt de l'humanité , pratiquer
une opération meurtrière ? Autant vaudroit
dire que deux juges peuvent , au mépris
des loix et sous le vain prétexte de l'intérêt social, condamner à mort une personne
qu'ils présument coupable contre toute ap,
parence.

Je ne perdrai point un tems précieux à
analyser une conduite évidemment coupable ; je me contenterai d'opposer à la vôtre,
celle qu'auroit tenue en pareille circons-
tance un accoucheur humain , de bonne
foi , et convaincu de la nécessité de l'opération césarienne , en vous laissant le soin
de vous juger vous-même.

Un accoucheur qui , d'après ses lumières
et sa conscience , eût cru de bonne foi le
17 ventôse que la femme *Vasseur* étoit dans
l'impossibilité physique d'accoucher par la

voie naturelle , auroit sur-le-champ appelé le mari et lui auroit fait part du jugement qu'il venoit de porter contre elle. Car en quelle contrée barbare de l'univers , un étranger , de quelque titre qu'il soit décoré, et sous quelque prétexte que ce soit , peut-il à son gré se rendre l'arbitre de la destinée d'une femme sans le consentement de son mari ? Le citoyen *Vasseur*, éclairé par sa tendresse et par le seul instinct de la raison, n'auroit pas manqué d'objecter à cet accoucheur qu'une femme qui avoit eu deux enfans , dont l'un vivant , pouvoit bien accoucher d'un troisième. Supposons que l'accoucheur eût persisté dans son opinion, alors le mari , de faire part de ses inquiétudes à ses parens , à ses amis , à ses voisins, qui tous lui auroient conseillé de convoquer les médecins et chirurgiens accoucheurs les plus éclairés. Que seroit - il résulté de cette démarche impérieusement commandée par l'humanité ? De deux choses l'une : ou l'avis de l'accoucheur auroit été rejeté, et la femme *Vasseur* vivroit encore, ou son avis auroit été adopté , et alors , en dépit des événemens , la conduite de l'accoucheur eût été irréprochable.

Je n'ai pas assez d'orgueil pour présumer qu'on m'eût appelé à cette consultation ; mais instruit, du moins par la voie publique , qu'on méditoit un nouvel attentat contre la nature , j'aurois eu assez de caractère pour empêcher qu'on ne le commît.

Fort de mes principes , je me serois placé entre le prêtre et la victime ; j'aurois fait à la malheureuse *Vasseur* un rempart de mon corps, et durant ce combat des préjugés contre la raison, la malade accouchant peut-être spontanément , l'art confus seroit devenu le témoin d'un nouveau triomphe de la nature.

Mais on vouloit , à quelque prix que ce fût , pratiquer *tutò , citò , et jucundè* , une opération dont on avoit fait cinq essais clandestins , dan la seule vue de conserver un enfant aux dépens de sa mère , afin de transmettre à la postérité trompée cette observation fastueuse et mensongère.

Le 17 ventôse de l'an 4 , *Antoine Dubois*, ancien chirurgien des armées de la République, ancien membre du Conseil de santé, professeur - adjoint de l'École de santé de Paris , scrutateur des jeunes gens infirmes de la première réquisition , et professeur de l'art des accouchemens , assisté du citoyen *Baudelocque*, chirurgien-accoucheur et professeur-adjoint de l'École de santé de Paris , a pratiqué publiquement, suivant les règles de l'art et avec le plus grand succès , l'opération césarienne sur la femme *Vasseur*, qui , n'ayant pu conserver d'enfant vivant , à raison des vices du bassin , et brûlant du desir d'être mère , n'a pas craint de se soumettre à une opération qui a mis le comble à ses vœux , et dont elle n'a été victime qu'à raison de l'excès de

plaisir

plaisir qu'elle a goûté , en se voyant re-vivre dans une autre elle-même.

Homme ambitieux et cruel ! vos coupables espérances seront déçues , et la postérité n'apprendra qu'avec horreur , qu'à l'instant même où l'ami de l'humanité élevoit un temple à la nature , pour servir d'asyle aux femmes enceintes , un cannibale élevoit sur leurs cadavres ensanglantés le monstrueux édifice de sa fortune et de sa renommée.

*Dubois.* Vaines déclamations que tout cela. Je suis connu. L'opération a été faite en public. J'ai sauvé l'enfant. Si je n'ai pu sauver la mère , mes intentions du moins étoient pures.

*Sacombe.* Mes déclamations n'auront point été vaines , si je suis assez heureux pour affranchir enfin cette belle moitié du genre humain d'une opération inutile et dé-populatrice.

Vous êtes connu ! mais il est bon que vous le soyez sous tous les rapports.

L'opération a été faite publiquement ! Mais si je démontre que vous avez eu le dessein de sacrifier la mère , pour vous faire un mérite , aux yeux du vulgaire ignorant, d'avoir conservé la vie à l'enfant , la publicité vous justifiera-t-elle du meurtre commis sur la femme *Vasseur* ?

J'ai sauvé l'enfant , dites-vous ! cessez de vous enorgueillir de ce succès. De dix enfans à terme et vivans à l'instant physique

C

de l'éventration de la mère , on en sauvera neuf par l'opération césarienne , surtout en se gardant bien de prendre *la singulière précaution de rompre les membranes* ; mais de dix mille mères on n'en sauvera pas une par l'opération césarienne. Eh ! ce n'est pas à vous qu'il faut apprendre cette vérité ; vous connoissez trop bien la structure de la matrice, pour croire, sur la foi de quelques charlatans , que ce viscère puisse être im‑punément incisé de six à huit pouces. In‑crédule à la nature par systême bien plus que par conviction , l'impuissance de l'art vous force en secret à lui rendre hommage , semblable à ces athées qui nient par systême l'existence d'un être suprême, et qui crient : *ah mon Dieu !* lorsqu'on les pince un peu fort.

Mes intentions , ajoutez-vous , étoient pures. Cependant la femme *Vouté* , garde des femmes en couche , atteste que le 17 ventôse , avant de faire transporter la femme *Vasseur* à l'Hospice de l'École, vous avez pris *la singulière précaution de rompre les mem‑branes*, et d'évacuer les eaux qu'elles ren‑fermoient encore. Vous n'ignorez pas sans doute , puisque vous professez l'art des ac‑couchemens , 1°. que tant que l'enfant est environné du fluide destiné par la nature à le protéger contre l'impression des corps extérieurs , il est moins en danger de perdre la vie que lorsqu'il est comprimé sur tous les points de la surface de son corps par le viscère qui le renferme , après l'évacuation totale des eaux ; 2°. que la rupture des membranes ne doit être provoquée durant le *travail* de l'enfantement que lorsque l'orifice de la matrice est suffisamment dilaté , ou dans les cas d'hémorragie utérine et de convulsions ; 3°. qu'il n'y a nul danger pour la mère avant la rupture spontanée des membranes ; 4°. qu'en supposant l'impossibilité physique de l'accouchement par la voie naturelle , et conséquemment la nécessité de l'opération césarienne , c'étoit compromettre évidemment les jours de l'enfant que de rompre sans nécessité des membranes qui, distendues par les eaux, auroient facilité la section de la matrice et préservé le corps de l'enfant du danger d'être atteint par l'instrument.

Jusqu'à ce que vous ayez donné des raisons satisfaisantes de cette pratique étrange, nous serons donc fondés à croire , sans vous faire injure , que ne voulant trouver aucun obstacle à l'exécution de votre projet dans les sages représentations d'un collègue expérimenté , vous avez rompu les membranes sans nécessité et contre les principes de l'art.

Vous ne viendrez pas nous dire , sans doute pour justifier cette rupture inconcevable des membranes, qu'il falloit éviter l'épanchement des eaux dans la capacité de *l'abdomen* ; ce subterfuge seroit indigne de vous : car cette rupture , si vos intentions eussent été pures , auroit pu s'effectuer à l'École de santé , aussi bien qu'au logis de la femme *Vasseur* , et plus avantageusement pour l'enfant , qui dans le trajet n'auroit point été à sec dans la matrice.

Vos intentions , dites - vous , étoient pures ! Cependant, après avoir fait cinq opérations césariennes clandestines ( et malheureuses, sans doute, puisque vous en taisez le succès ) vous débutez dans cette sixième opération par deux fautes impardonnables et qui ont révolté tous les élèves. La première , en faisant l'ouverture abdominale à la ligne blanche de haut en bas , au lieu de la faire de bas en haut, afin que les liqueurs qui coulent de la plaie ne puissent précéder l'instrument et le faire dévier dans la main de l'opérateur de la ligne qu'il s'est proposé de suivre. La seconde est d'avoir négligé de pratiquer la ligature d'une branche de l'artère épigastrique qui donnoit beaucoup de sang. L'œil de l'observateur n'a pu vous suivre plus avant ; mais cet excès de négligence , dans le début de l'opération , prouve que vous étiez moins jaloux de sauver la mère que de donner au monde un nouveau *César*.

Vos intentions , dites - vous , étoient pures ! Cependant, négligeant même le soin de votre réputation , vous ne faites point l'ouverture du cadavre , immédiatement après la mort de la femme *Vasseur* , pour convaincre sur-le-champ les élèves que vous avez agi du moins avec connoissance de cause , et cela sous le vain prétexte d'une préparation et d'un dépouillement du bassin , comme si de jeunes anatomistes avoient besoin de prendre des gants pour toucher un cadavre. Cette conduite tortueuse ne prouve-t-elle pas que vous étiez convaincu d'avance de la possibilité physique de l'accouchement par la voie naturelle , et que vous n'avez soustrait le bassin de la femme *Vasseur* que pour ne pas fournir vous-même la preuve matérielle de votre témérité , vous réservant sans doute de montrer, deux ou trois mois après , un bassin mâle ou femelle , le plus petit et le plus mal configuré possible.

Voilà du moins ce que votre conduite a fait soupçonner à des élèves instruits , judicieux , impartiaux , en un mot aux élèves d'aujourd'hui , bien différens des élèves d'autre fois , qui, fatigués d'être debout depuis le lever de l'aurore , pour vaquer aux pénibles exercices du peigne et du rasoir , venoient s'asseoir à vos amphithéâtres , dormoient à vos leçons , applaudissoient , en s'éveillant , à des discours qu'ils n'avoient pas entendus , et diaprés d'erreurs , bouffis d'orgueil , saturés de préjugés , sortoient périodiquement de votre école chirurgicale pour dévaster les campagnes , tels qu'un torrent , grossi par les neiges, franchit son lit , pour porter dans les champs la désolation , le ravage et la mort.

Vos intentions , dites - vous , étoient pures ! Cependant , peu de jours après la mort de la femme *Vasseur*, voulant dissiper autant qu'il étoit en vous , les doutes que cette soustraction de cadavre et de bassin avoit fait naître sur votre loyauté dans l'esprit des élèves , vous dites avoir été contraint de vuider le crâne du premier enfant de la femme *Vasseur* pour terminer l'accouchement , tandis qu'il est constant que cette assertion est un rêve de votre part.

Vos intentions , dites - vous , étoient pures! Cependant il vous est échappé de dire à vos amis que vous n'aviez jamais compté sur le succès de l'opération césarienne de la femme *Vasseur*. Ce propos m'a été rapporté , mot pour mot, par le citoyen *Ribes*, chirurgien attaché à la maison des Invalides , en présence du citoyen *Marin*, chirurgien domicilié à Paris , rue Jacques , vis-à-vis celle des Mathurins. *Réfléchissez*, lui dis-je, *aux conséquences d'un tel pronostic.* Comme le cit. *Ribes* balbutioit , j'ajoute , dans un mouvement d'indignation dont je ne fus pas le maître : *Dubois est donc un grand scélerat d'avoir ainsi voué à une mort certaine une femme qui avoit eu deux enfans , dont l'un vivant.* Peu de tems après nous nous séparons , et, chemin faisant , le citoyen *Marin* , avec qui je traversois le jardin du Luxembourg , m'apprit que le citoyen *Ribes* étoit votre ami ; ce qui me confirma dans l'idée que, loin de vouloir vous nuire par cet aveu, il cherchoit au contraire à vous faire un mérite de ce trop fidelle pronostic, comme son zèle à vous défendre me l'avoit déjà fait soupçonner.

Vos intentions, dites - vous, étoient pures! Cependant vous méditez dans la nuit du silence, et vous pratiquez à la hâte, à la fin du dix-huitième siècle, une opération digne, tout au plus, de l'ignorance et de la barbarie du quinzième; et vous la pratiquez à l'insu et presque sous les yeux d'un homme qui n'a été instruit de votre attentat que par l'effet du hazard et vingt-un jours après que vous l'avez eu commis (1); d'un homme qui, par un défi solemnel, s'étoit engagé à vous prouver, qu'une femme en travail ne peut mourir que par l'impéritié de la sage-femme ou de l'accoucheur.

Vos intentions, dites - vous, étoient pures! Cependant, pour assurer l'exécution de votre projet sinistre, vous tracez d'avance vos plans d'attaque; vous avez recours au dol, vous trompez un mari dont la douceur et la bonhomie ne firent que vous

---

(1) Le 9 germinal dernier me trouvant pour affaires chez le citoyen *Pougin*, imprimeur : *si j'avois été prévenu*, me dit-il, *qu'on devoit pratiquer l'opération césarienne sur une femme qui logeoit dans ma maison, j'aurois eu recours à vous.* Je laisse à penser avec quel soin extrême le citoyen *Dubois* voila son projet, puisque le citoyen *Pougin*, chez qui la femme *Vasseur* logeoit, n'entendit parler d'opération césarienne, qu'après qu'elle eût été pratiquée.

C 4

enhardir à la témérité ; enfin vous abusez
de la confiance d'un être foible et souffrant,
pour lui plonger le poignard dans le sein.
C'est ce qui me reste à prouver aux amis
de l'humanité.

## TROISIÈME PARTIE.

Dans tous les siècles, les beaux-arts eurent malheureusement leurs *Erostrates*,
je veux dire des hommes qui, tourmentés
par l'insatiable desir d'une célébrité à laquelle ils ne pouvoient se flatter d'atteindre,
faute de génie, cherchèrent à s'illustrer à
quelque prix que ce fût.

Tel est de nos jours, dans l'art de la chirurgie, ce nouvel *Erostrate* qui, pour s'im-
mortaliser, a détruit de ses mains sacrilèges
le temple auguste de la nature. Tel est ce
moderne *Tantale* qui, tourmenté par la soif
des honneurs et des richesses, au milieu du
torrent de la révolution, s'est dit à lui-même
dans le délire d'une imagination exalté :
« assez et trop long-tems j'ai couru la chance
» des événemens politiques, la fortune m'a
» souri, mais défions-nous de ses caprices.
» Le règne de l'intrigue est passé ; il est
» tems de briller de notre propre éclat. Sai-
» sissons d'une main hardie le sceptre de
» l'art des accouchemens ; régnons en tyran
» sur le champ trop fécond de la généra-
» tion ; subjuguons par la terreur l'opinion
» du timide et crédule vulgaire ; rendons

» à l'art son antique splendeur ; et , s'il ne
» peut triompher de la nature , il saura du
» moins , par nos heureux efforts, la réduire
» enfin au silence.

Ce projet insensé vient de se réaliser sous
nos yeux aux dépens des jours d'une femme
de vingt-quatre ans , soumise à l'opération
césarienne par le citoyen *Dubois*.

Cependant , déjà le bruit s'est répandu
que le Fanatisme et l'Aristocratie , sous le
manteau sacré de l'humanité , poursui-
voient un patriote , un républicain , un apô-
tre de la liberté ; pitoyable ressource , dernier retranchement de tout buveur de sang,
de tout brigand révolutionnaire , qui, surpris le poignard à la main , ou la main dans
le sac , se flatte d'échapper encore à la
vengeance des loix , à la faveur de ce cri de
ralliement : *à moi, patriotes !*

Le vrai patriote , à mon avis , est à la
fois l'ami des loix et l'ami de l'humanité.
Or je ne pense pas qu'en aucun lieu du
monde , celui qui foule aux pieds la première de toutes les loix , celui qui se fait un
jeu de la vie de ses concitoyens , puisse être
regardé comme un vrai patriote.

En matière criminelle , la préméditation
aggrava toujours le délit et provoqua contre le coupable toute la sévérité des loix.
L'attentat chirurgical , commis par le cit.
*Dubois* , est donc d'autant plus grave qu'il
porte avec lui le caractère de la préméditation la plus artificieusement combinée.

D'après les principes du citoyen *Dubois*, la femme *Vasseur* avoit eu deux accouchemens *contre nature* (1) ; son bassin étoit vicieusement conformé, en un mot, elle étoit dans l'impossibilité physique d'accoucher par la voie naturelle, et cependant le citoyen *Dubois* l'engage à ne pas se décourager, en l'assurant qu'elle accouchera heureusement.

« Si le citoyen *Dubois*, me disoit un jour
» *Vasseur*, les larmes aux yeux, si le citoyen
» *Dubois*, au lieu de persuader à mon
» épouse qu'elle accoucheroit heureusement
» d'un troisième enfant, m'eût laissé entre-
» voir qu'il y avoit du danger pour elle à
» devenir enceinte, et qu'elle ne pouvoit
» être mère qu'en perdant la vie, il n'est
» point de sacrifice que je n'eusse fait pour
» conserver mon épouse. »

Ah ! malheureuse *Vasseur* ! avant même que tu fusses enceinte pour la troisième fois, *Dubois* t'avoit donc déjà marquée au front, et lorsqu'il t'exhortoit à devenir mère, tu ne soupçonnois point, trop crédule victime, qu'il aiguisoit en secret l'instrument qui devoit déchirer tes flancs pour y frayer la route qui devoit guider à la vie le chaste fruit de tes amours.

La femme *Vasseur* avoit une confiance

---

(1) Je n'entreprendrai pas d'expliquer ce que les accoucheurs entendent par accouchemens *contre nature*, puisqu'ils ne le savent pas eux-mêmes.

aveugle au citoyen *Dubois* qui , trop intéressé à ne pas la perdre , ne lui avoit jamais parlé d'opération césarienne , pour laquelle il n'ignoroit pas qu'elle avoit une horreur invincible , ainsi qu'elle l'avoit témoigné à plusieurs personnes chargées peut-être indirectement de l'y déterminer. Mais le citoyen *Dubois* , désespérant de l'emmener à son but , prit le parti de l'opérer sans son consentemeut et par la plus noire des trahisons.

Ne perdons plus de vue ce barbare accoucheur , suivons-le pas à pas , épions toutes ses démarches durant le cours de la fatale et mémorable journée du 17 ventôse.

Depuis huit jours consécutifs il venoit , comme je l'ai déjà dit , escorté de deux , trois , quatre élèves , bien moins pour soulager sa malade que pour épier l'instant de se saisir de sa proie et de l'enlever d'une maison où l'amitié , le tendre intérêt que ses qualités personnelles et ses longues souffrances lui avoient attiré , l'auroient préservée du malheur qui l'attendoit.

Ce jour-là le mari étoit parti dès le matin pour aller travailler chez le cit. *Guillaume* , imprimeur , rue du Bacq. Voyant que tout secondoit merveilleusement ses projets , le citoyen *Dubois* ne songe plus qu'à frapper le dernier coup. *Avez - vous confiance en moi* , dit le traître à sa malade ? A peine a-t-elle consenti à le suivre à l'École de santé , ne soupçonnant pas même le sort affreux qu'on lui réservoit, qu'il part comme l'éclair précurseur de la foudre , va faire tout disposer pour l'opération , consigne le mari dans l'imprimerie où il étoit , en lui promettant de le faire avertir dès que son épouse seroit délivrée , et attend de pied ferme sa victime dans la boucherie où tout étoit disposé pour l'égorger.

Sexe aimable ! femmes à qui la nature n'a donné en compensation de tant de maux , que les charmes d'une frêle beauté dont vous êtes d'autant plus jalouses que votre foiblesse n'a pas d'arme plus puissante pour triompher d'un sexe plus fort et trop souvent oppresseur ; femmes , c'est à votre tribunal que je cite l'accoucheur *Dubois* : vous seules pouvez calculer toute l'énormité de son attentat. Femmes , dites-moi s'il en est une seule parmi vous qui ne préférât mille fois la mort à l'horreur de subir une opération , qui ( si elle n'étoit pas toujours mortelle ) laisseroit la femme qui auroit le malheur d'y survivre , en proie à mille infirmités , telles qu'une fistule , un ulcère , une hernie , une large et dégoûtante cicatrice , etc. Hélas ! une vie achetée à ce prix, loin d'être un bienfait , ne seroit-elle pas un éternel supplice pour toute femme jeune, aimable et sensible qui , née pour plaire, jalouse de plaire , heureuse du seul bonheur de plaire , placée désormais entre le désespoir et le tombeau , ne pourroit plus se flatter d'inspirer d'autre sentiment que la pitié ?

Femmes., faites-vous à présent, s'il est possible, une juste idée de la surprise soudaine, de la douleur profonde, du désespoir affreux, du terrible combat de toutes les passions déchaînées auxquelles dût être en proie le cœur de l'infortunée *Vasseur* à l'instant physique où elle sentit ses flancs s'entr'ouvrir sous le tranchant du bistouri dirigé par la main d'un homme qu'elle avoit honoré d'une confiance sans borne, et qui, par la scéleratesse la plus froide, la préméditation la plus atrocement réfléchie, triomphoit lâchement de la foiblesse de la crédulité, de l'impuissance d'une victime dont la mort errante sur ses lèvres déjà livides alloit pour jamais étouffer le reproche dans le silence et la nuit du tombeau.

*Vous m'avez trompée*, dit-elle ; *je sens que vous me fendez le ventre.* Mânes de *Vasseur*, justement indignés, appaisez-vous, vous serez vengés. Mânes immortels de *Vasseur*, réjouissez-vous, puisque votre malheur, utile à l'humanité, va dessiller enfin les yeux du vulgaire qui, sourd à la voix de la raison, ne s'instruit jamais qu'à l'école du malheur.

Eh ! vous, dont la témérité ne sera pas moins utile à l'univers, dites-nous, citoyen *Dubois*, puisque vous êtes médecin, pourquoi, dans le calcul si important des causes morales des maladies de la couche, vous avez négligé de comprendre l'impression funeste que devoient faire nécessairement sur l'économie de la femme *Vasseur* ( 1 ) votre perfidie , votre inhumanité et l'idée d'une opération qu'elle avoit en horreur ? Comment un médecin , un chirurgien , un professeur d'accouchemens a-t-il pu se faire illusion au point de compter sur le succès heureux d'une couche dont toutes les causes physiques et morales réunies accumuloient les dangers sur la tête de la malheureuse *Vasseur*, au point que son retour à la santé n'étoit plus dans l'ordre des choses possibles? Je dis plus , il eût été en votre pouvoir d'opérer un miracle , vous ne l'auriez pas fait en faveur d'une femme aux yeux de laquelle vous n'auriez pu paroître sans rougir , et qui, loin de vous savoir gré de lui avoir fait acheter si cher le tourment de la vie, vous auroit reproché sans cesse d'avoir indignement abusé de sa confiance , d'une femme qui, telle que le vautour de Prométhée, se seroit attaché à votre cœur pour le déchirer et lui tenir lieu du remords dont les ames de la trempe de la vôtre sont rarement susceptibles.

---

(1) Les personnes qui desireront connoître mes principes sur la théorie et la pratique de mon art , en trouveront le développement dans mes Ouvrages, dont voici le titre.

*Le Médecin-Accoucheur* , in-12 , de 310 pages, 1791.

*Avis aux Sages-femmes* , in 8°, de 120 pages, 1792.

*La Luciniade* , Poëme , in 8° de 112 pages, an I.

*Observations sur la grossesse , le travail , et la couche*, in-8° de 332 pages, an 2°.

Je viens de démontrer que le cit. *Dubois* ne pouvoit compter humainement sur le succès de l'opération césarienne pratiquée sur la femme *Vasseur*. Cependant voici ce que m'écrivoit le 4 floréal dernier le citoyen *Dadat*, imprimeur. « Quand l'opération fut finie, le citoyen *Dubois* dit à la femme *Vasseur* : « *Hé bien ! ma mie, entendez-*
» *vous crier votre enfant ? Sans doute vous*
» *n'avez jamais eu tant de plaisir.* Ensuite
» se tournant vers moi, il me dit : *Citoyen,*
» *vous pouvez maintenant aller vers son*
» *mari ; vous lui direz que son enfant et*
» *sa femme sont hors de danger ; qu'il peut*
» *les venir voir, et qu'il soit sans inquié-*
» *tude.* Il promit alors à la malade qu'elle
» pourroit nourrir son enfant, et que même
» cela seroit avantageux à sa santé. »

On ne peut se défendre d'un mouvement d'indignation à l'idée d'un accoucheur qui, tout dégoûtant encore du sang de sa victime, donne le titre de *ma mie* à la femme qu'il vient d'égorger par surprise ; d'un accoucheur qui dit à une mère infortunée, éprouvant les angoisses de la mort, *qu'elle n'a jamais sans doute goûté tant de plaisir;* d'un accoucheur qui envoie dire à un mari qu'il n'a pas daigné consulter et dont l'épouse vient de subir l'opération la plus funeste, *qu'il soit sans inquiétude, et que sa femme est hors de danger.*

Est-ce ironie ? est-ce hypocrisie ? est-ce ignorance ? est-ce effronterie ? Je laisse aux amis de l'humanité le soin de démêler à travers ces absurdes propos , quels ont été les sentimens de celui qui les a tenus. Quant à moi , j'ai rempli ma tâche en démontrant qu'il y a eu dans cet acte de férocité, préméditation , dol, abus de confiance.

Je ne pense pas que le citoyen *Dubois*, pour justifier une telle conduite , veuille s'autoriser de l'opinion absurde de quelques-uns de ses confrères qui , par un principe d'humanité purement chirurgicale , ont pensé qu'il étoit de l'intérêt social de sacrifier la mère pour sauver l'enfant. Du reste, si tel étoit son sentiment , je le prierois de me dire quelle idée il auroit du jugement, des connoisances et de l'expérience d'un jardinier qui , voulant cueillir un fruit quelques jours avant l'époque de sa parfaite maturité, et ne pouvant le détacher , malgré les plus violentes secousses , prendroit enfin le parti d'abattre l'arbre en le coupant au pied à coups de hache. *Mutato nomine, de te fabula narratur.*

Les loix ont-elles prévu l'attentat dont nous gémissons aujourd'hui ? « *Duluc* ( 1 ) » rapporte que *Julien Laffray* fut condamné » par le sénéchal de Nantes , pour avoir » taillé l'enfant de *René Priou* , sans avis » ni conseil de médecins , en la somme de » 60 liv. , avec défenses sur peine de puni- » tion corporelle de s'immiscer à l'avenir

_______________

( 1 ) Liv 6 , tit. 15 , arrêt I.

de

» de tailler aucunes personnes sans conseil
» de médecin approuvé et reçu à la faculté
» de médecine et chirurgiens expérimentés.
» *Dufail* ( 1 ) cite l'arrêt du parlement de
» Brétagne du 26 mars 1574 , qui confirme
» la sentence du sénéchal de Nantes , fors
» l'amende qui fut réduite à 20 liv. »

La loi qui défend à tout chirurgien de pratiquer une opération sans l'avis préalable des médecins , me paroît d'autant plus sage qu'elle est fondée sur l'intérêt même des malades. En effet , ( sans rappeler ici le vieux proverbe qui , quoique trivial , n'est malheureusement que trop vrai , *chirurgien ne veut que plaie et bosse* ) peu de chirurgiens sont convaincus que la chirurgie consiste moins dans l'art précieux de bien faire que dans l'art plus heureux d'éviter une opération. Si les chirurgiens pouvoient donc de leur propre mouvement ou sur les seuls avis de leurs confrères *bistouriser* un malade , combien d'entre eux , guidés par un sordide intérêt , ou par un faux instinct de gloire, feroient comme on dit vulgairement *plaies et bosses* pour s'enrichir ou pour s'illustrer? L'opération césarienne , la plus terrible des opérations chirurgicales , puisqu'elle est toujours mortelle , exigeoit donc impérieusement une consultation de médecins et de chirurgiens-accoucheurs convoqués librement par le mari ou par les parens de la

_______________

( 1 ) Liv. 2 , chap. 477.

D

malade , le citoyen *Dubois* a donc encouru l'amende portée contre tout infracteur à cette loi.

« Parmi nous , dit *Brillon* ( 1 ) , les chi-
» rurgiens et les médecins ne sont pas ga-
» rans et responsables de leurs remèdes, tant
» qu'il n'y a que de l'ignorance et de l'im-
» péritie de leur part , *quia aegrotus sibi*
» *debet imputare cur talem medicum ele-*
» *gerit.* Il n'y a qu'un seul cas où on ait
» action contre eux , c'est lorsqu'il y a du
» dol , auquel cas c'est un véritable délit.
» *Secùs ex quasi delicto.* »

La femme *Vasseur* a été opérée par trahison et contre son gré , en l'absence et sans le consentement de son mari ; le dol est constant ; donc le délit commis par le citoyen *Dubois* est dans le cas déterminé par *Brillon.*

Mais qu'ai - je besoin de m'engager dans le labyrinthe inextricable des loix, lorsqu'en tête du code sacré de la raison est gravée , en caractères ineffaçables, la loi immuable et terrible à laquelle le citoyen Dubois voudroit envain se soustraire ! En voici le texte: *Tout chirurgien qui, pour se faire un nom, se joue de la vie de ses semblables , est indigne de la confiance publique.*

Homme inquiet et farouche ! en perdant à jamais vos droits à la possession d'un bien que vous vouliez usurper , ne vous en

_______________

( 1 ) Dict. des arrêts.

prenez qu'à vous-même ; votre présomp-
tueuse audace vous a perdu. Si toujours
humble et modeste anatomiste, votre ambition se fût renfermée dans le cercle de
vos talens, utile à vos concitoyens, vous
auriez mérité leur estime et leur reconnoissance. Mais semblable au corbeau de la fa-
ble (1) qui, nourri long-tems de cadavres,
*et plus foible de reins*, voulut imiter l'aigle
audacieux, en enlèvant une innocente proie,
comme lui pris en flagrant délit, vous mé-
ritez d'être victime de votre audacieuse vo-
racité.

Homme inquiet et farouche ! brisez vos
pieds de griffon, vos pieds de grue, vos
becs de corbin, vos *speculum matricis*, vos
tire-têtes, vos perce-crânes, vos crochets
mousses et pointus, vos ciseaux (2), vos
pinces, vos léviers, vos *forceps* anglais,
irlandais, flamands, hollandais nuds et
couverts, longs ou courts, droits ou courbes,
plats, pleins, fénestrés ou non fenestrés,
en un mot, toutes les pièces qui composent
le terrible arsenal d'un accoucheur méca-
nicien. Brisez surtout vos bistouris ; et des
bords de la Seine volez aux rives du Lot ha-
biter le champ paternel dont vous n'auriez
dû jamais abandonner la culture. Là, plus

_______________________________

(1) *Le Corbeau voulant imiter l'Aigle.* La Fontaine,
Fab. XVI. liv. II.

(2) Instrument propre à couper les bras des enfans,
inventé par *Paré.*

utile aux humains , dans une heureuse obscurité , au lieu de ces instrumens meurtriers , enfans malheureux de l'intérêt et de l'ignorance , vous armerez vos bras d'instrumens plus nécessaires. Là , la bêche à la main , contemplant la nature , admirant sa sagesse , épiant ses merveilles , vous vous empresserez de réparer , par le tribut tardif d'un hommage sincère , l'outrage que vous lui fîtes , en imputant à son impuissance et vos erreurs et vos préjugés. Enfin , si quelquefois, au sein de vos travaux rustiques , courbé péniblement sur la charrue , en déchirant les flancs d'une terre fécondée par vos heureux efforts , il vous souvient que jadis vous déchirâtes les flancs de la malheureuse et trop féconde *Vasseur* , que vos larmes , mêlées à vos sueurs , effacent, du moins à nos yeux, les traces de son sang empreintes sur la terre où repose sa cendre.

# UN MOT

SUR

## L'OPÉRATION SIGAULTIENNE.

*Sigault*, l'une avec l'autre, a fait battre deux femmes,
Deux sœurs, qui se sont dit mille injures infâmes,
De dures vérités. Pourquoi? pour deux *Pubis*.
Qu'en est-il résulté? L'Europe a crié *bis*.

*Sacombe.* La Luciniade, Chant V. 2ᵉ. Édit.

L'OPÉRATION de la symphise consiste à séparer l'un de l'autre les *pubis*, en coupant, à l'aide d'un instrument tranchant, le cartilage qui les unit, sous prétexte de donner aux détroits du bassin l'étendue qu'on suppose bien gratuitement leur manquer, pour livrer passage à l'enfant à terme par la voie naturelle.

Cette opération pratiquée pour la première fois le 2 octobre 1777 sur la femme *Souchot*, par *Sigault*, docteur en médecine de la faculté de Paris, n'a dû son succès scandaleux qu'à la supercherie de son auteur.

Cette vérité cachée dix-neuf ans au fond du puits, c'est-à-dire, noyée dans ce déluge d'écrits qui ont fait gémir la presse et l'Europe à l'époque de cette phrénésie, va enfin être démontrée par la simple analyse des faits authentiques qui ont précédé, accompagné et suivi la pratique de cette opération.

D 3

Après ce qu'*Avicenne* et *Séverin Pineau* avoient observé sur l'écartement des os du bassin, il ne falloit pas un grand effort de génie pour concevoir qu'à l'aide d'un instrument tranchant, on pourroit écarter l'un de l'autre deux os que la nature avoit unis par un cartilage. Mais pour tenter sur le sujet vivant une opération périlleuse, et qui, d'après la structure même des parties, ne promet aucun avantage, il falloit un homme à-la-fois assez téméraire pour tout hazarder, assez faux pour en imposer à son siècle, et assez peu délicat pour se faire honneur d'un succès auquel il ne crut jamais lui-même.

Tel fut *Sigault*. Il soumet d'abord ses idées au jugement de l'académie de chirurgie de Paris. Quoique cette corporation ne fût point composée d'autant d'oracles qu'elle avoit de membres, il faut convenir que la minorité sçavante de l'académie de chirurgie étoit très-compétente pour prononcer en pareille matière. Le peu de sensation que fit le mémoire soumis à son jugement auroit dû ouvrir les yeux de *Sigault*. Mais la raison peut-elle jamais l'emporter sur la nature ? *Sigault* avoit des entrailles de père. Conçu avec volupté, enfanté avec douleur, ce doux fruit de l'imagination, cette nouvelle *Minerve* devint plus chère à sa tendresse, en voyant sa propre mère le repousser de son sein à l'instant même de sa naissance. Furieux, *Sigault* divorce avec la chirurgie pour épouser la médecine.

L'amour-propre blessé fut donc le premier mobile de la désertion de *Sigault*. L'animosité des deux sœurs d'*Hippocrate* servoit merveilleusement ses petits projets d'ambition, et l'espoir du succès faisoit déja savourer au futur docteur les douceurs de la vengeance.

Une femme dont la taille avoit des vices sensibles de configuration, avoit depuis long-tems donné sa confiance à *Sigault* qui la guettoit comme le chat guette la souris. Cette femme accouche pour la première fois, à terme, d'un enfant très-volumineux ; il n'y avoit donc pas impossibilité physique de l'accouchement par la voie naturelle. L'opération de la symphise des pubis étoit donc tout au moins inutile. Cette femme accouche successivement de trois enfans, et ce n'est qu'à son cinquième accouchement que *Sigault*, qui avoit sans cesse en tête sa chimère, se détermine à pratiquer la section des pubis.

Jettons un coup-d'œil sur cette opération, et voyons si la conduite mystérieuse de *Sigault* ne décèlera point les traces de son heureux stratagême.

*Sigault* avoit le premier ( 1 ) conçu l'idée de pratiquer l'opération de la symphise ; il

______

(1) *Camper*, dit-on, avoit tenté cette opération sur une truie, avant que *Sigault* ne la pratiquât sur la femme *Souchot*.

avoit consigné ses vues et ses moyens d'e-
xécution dans un mémoire présenté à l'a-
cadémie de chirurgie ; qui pouvoit lui ravir
la gloire de l'invention ? qui pouvoit lui
disputer le mérite d'avoir donné les premiers principes sur sa propre découverte?
Membre de la faculté de Paris, qui pouvoit
lui contester le droit de pratiquer une opération qu'il croyoit ou ne croyoit pas être avan-
tageuse à l'humanité ? Qui l'empêchoit de
s'environner de toutes les lumières physiques et morales propres à diriger sa main
et à calmer la vive émotion de son ame
sensible ? Pourquoi voiler des ombres de la
nuit et du mystère une opération que le
soleil eût dû éclairer de ses rayons ? Pourquoi ne pas se munir du merveilleux instrument, forgé pour cette opération, et à
la faveur duquel on eût pu éviter d'inté-
resser la vessie ? Pourquoi ?..... Mais à quoi
bon tant de questions, quand il est évident
qu'on vouloit 1°. se ménager la faculté d'en-
sevelir dans un éternel oubli, en cas de malheur, le premier essai d'une découverte
dont le succès adroitement ménagé pouvoit
tôt ou tard illustrer son auteur ; 2°. que
les probabilités du succès étoient d'autant
plus grandes que l'art céderoit pour cette
fois l'honneur du pas à la nature ; 3°. que
la nature ayant en effet dans ce cinquième
accouchement, secondé ce petit stratagême
au-delà de toute espérance, en expulsant
l'enfant vivant plutôt qu'on ne s'y attendoit,

il fut impossible d'aller chercher l'instrument, dont on auroit fait usage, si *le travail* eût été plus laborieux ; 4°. que pour ce petit jeu de l'art il falloit des yeux peu clairvoyans ; 5°. que le juste effroi du seul témoin ( 1 ) femelle qu'on avoit été contraint d'admettre à cette opération sanglante, et les vives angoisses de la patiente mirent ces deux femmes dans l'impossibilité physique de sentir toute la finesse du jeu de l'acteur de cette scène tragi - comique, puisque le cit. *Alphonse Leroy* lui - même ne se douta jamais du stratagême.

Si l'opération de la symphise fut pratiquée sur la femme *Souchot* sans témoins et dans le silence, on sait qu'en revanche le succès eut la plus grande publicité.

La faculté de médecine solemnellement assemblée, décréta 1°. que le mémoire de *Sigault* et le jugement des commissaires seroient imprimés à ses frais, publiés en latin et en français, distribués aux docteurs regnicoles et étrangers, et présentés au roi, aux princes, aux ministres et aux magistrats ; 2°. que l'auteur et le coopérateur seroient invités à communiquer à la faculté leurs observations sur cette opération, leurs

---

(1) L'histoire rapporte que la femme qui éclairoit *Sigault* étoit si tremblante, que sa main faisoit vaciller la lumière. Mais on ne pouvoit se passer de son ministère, car le coopérateur de *Sigault* ne pouvoit décemment jouer le rôle de *Lucifer*.

vues pour la perfectionner ; 3°. qu'il seroit frappé une médaille , sur le revers de laquelle on liroit :

*Anno 1798 sectionem symphyseos ossium pubis , invenit , proposuit. Anno 1777 fecit feliciter D. Sigault.*

. Un mauvais plaisant a dit que , du côté opposé , l'académie de chirurgie fit graver ce vers de *Perse :*

*Stultitias hominum , quantum est in rebus inane.*

Quoiqu'il en soit , l'opération de la symphise moins révoltante , moins meurtrière ( à la façon de *Sigault* ) mais aussi inutile que l'opération césarienne , est digne de figurer avec le *magnétisme* et le *surnaturalisme,* et je dois dire, à la gloire de ce siècle de lumières et de philosophie , que les enthousiastes et les ignorans ont seuls été dupes de *Sigault* , de *Mesmer* et de *Cagliostro.*

*Vitam impendere vero.* La vérité , toute la vérité , rien que la vérité. JUVENAL.

# COPIES

*Des pièces justificatives dont les originaux sont déposés chez le citoyen* Fleury, *Notaire, rue Coquillère.*

---

*Le Citoyen* VASSEUR, *Imprimeur., au Docteur* SACOMBE, *Médecin-accoucheur, rue Coquillère, n°. 400, le 28 Germinal, an 4.*

Vous desirez connoître le détail des circonstances qui ont précédé et accompagné l'opération césarienne qui a coûté la vie à ma malheureuse épouse ; voici les faits dans la plus exacte vérité :

En 1792, au mois d'août, elle a été accouchée par le citoyen Antoine *Dubois*, chirurgien, avec les ferremens : c'étoit son premier enfant ; il est venu à terme, mort, mais sans mutilation, quoique très-volumineux.

En 1793, au mois de décembre, le citoyen *Maugras*, chirurgien, l'accoucha pour la seconde fois, avec les ferremens, en l'absence du citoyen *Dubois*, d'un enfant à terme, vivant et très-gros.

Le 17 ventôse dernier, le citoyen *Dubois* fit enlever mon épouse sans mon consentement et en mon absence ; il la fit transporter à l'Hospice de l'école de santé, et là, en présence de tous les Elèves, l'opération césarienne lui à été faite par suite, de laquelle elle est morte trois jours après. *Signé* VASSEUR. *François Maré*, de la section du Mont-blanc, demeurant rue des Martyrs, n° 36, et *Jean-Pierre Dadat*, imprimeur, rue Childebert, n°. 914, section de l'Unité, ont certifié la signature *Vasseur* être la sienne, en présence des Membres de la dixième Administration municipale du canton de Paris, qui ont signé et apposé leur sceau, le 29 germinal, an 4°.

### *Le Citoyen* VASSEUR *au Docteur* SACOMBE, *premier Floréal, an 4.*

J'ai l'honneur de vous prévenir que je vais faire appeler, chez le Juge-de-paix de la section du Théâtre français, le citoyen *Dubois*, pour le 8 floréal présent mois. Je vous prie, comme étant homme de l'art, de vouloir bien être mon défenseur officieux; ma reconnoissance sera sans borne. *Signé* VASSEUR.

### *Le Cit.* DADAT, *Imprimeur, au Docteur* SACOMBE, *le* 4 *Floréal, an* 4.

Vous me demandez, Citoyen, des renseignemens sur ce qui s'est passé en ma présence à l'époque de l'opération de la citoyenne *Vasseur;* les voici:

Le 17 ventôse, vers les neuf heures du matin, en m'informant de la santé de ladite citoyenne, qui attendoit le moment d'accoucher, j'appris qu'elle alloit être transportée à l'École de santé, et à cet effet, je vis plusieurs élèves en chirurgie qui descendoient la femme *Vasseur*, et la posèrent sur un brancard. Lorsqu'elle m'apperçut, elle me pria de l'accompagner jusqu'au lieu où on la conduisoit. Arrivé audit lieu, j'apperçus un lit entouré d'une très-grande quantité d'élèves; elle fut déposée sur ce lit. Le citoyen *Dubois* s'approcha d'elle plusieurs fois, lui tâta le poulx, lui recommanda de se tranquilliser, et lui promit que bientôt elle seroit débarrassée ( il vouloit dire sans doute des peines de la vie ). Après quoi il s'entretint plusieurs fois avec le citoyen *Baudelocque*, et ils convinrent ensemble que le lieu où d'abord on l'avoit déposée, étoit moins commode qu'un autre qu'ils indiquèrent, et où on la fit transporter sur-le-champ. Alors le citoyen *Dubois* lui tâtant le poulx de noûveau, jugea qu'elle étoit assez bien remise du voyage qu'elle venoit de faire; puis il commença son opération, pendant le cours de laquelle je n'entendis faire à la malade que des cris inarticulés; seulement je lui entendis dire au citoyen *Dubois*: *ah! Monsieur, je sens que vous me fendez le ventre*. Quand l'opération fut finie , etc. ( le reste de la lettre a été déjà cité page 47 ) *Signé* DADAT.

## La *Citoyenne* VOUTÉ , *Garde des femmes en couche, au Docteur* SACOMBE , 27 *Germinal , an* 4°.

Je certifie et j'attesterai , s'il le faut , en justice , que le citoyen *Dubois* n'a jamais parlé de l'opération césarienne au citoyen ni à la citoyenne *Vasseur* , et que cette femme ignoroit qu'on devoit l'opérer en allant à l'École de santé. De plus , je certifie que le cit. *Dubois* a percé les eaux avant de faire transporter la malade , et qu'ils étoient quatre de ses élèves avec lui , dont il y en a un qui l'a touchée plusieurs fois.

La citoyenne *Vouté* certifie la vérité du fait , et ne sachant pas signer , le cit. *Petitjean* a signé pour elle.

## Le *Citoyen* GUTEL , *Élève en Chirurgie, au Docteur* SACOMBE , 28 *Germinal , an* 4°.

Citoyen , plein de vos principes , une opération qui les contrarie et qui vient de se pratiquer , m'a beaucoup surpris. Le citoyen *Dubois* , notre instituteur à l'École de santé , appelé auprès d'une femme , décida , après l'avoir bien examinée , que l'opération césarienne étoit d'une nécessité absolue pour extraire l'enfant. Il appela le citoyen *Baudelocque.* Ce grand homme y vint , toucha la femme , et parlèrent tous deux à voix basse , quoiqu'ils fussent dans une autre chambre ( 1 ). L'appareil et les instrumens préparés , le cit. *Dubois* procéda à l'opération. Il fit l'incision dans la ligne blanche. Mais une chose qui me surprit , c'est que l'incision se fit de haut en bas. Je pense qu'elle auroit dû se faire de bas en haut ; car les liqueurs qui couloient de la plaie pouvoient le faire dévier de droite ou de

( 1 ) Plusieurs personnes témoins de l'opération ont vu le citoyen *Baudelocque* donner des signes d'improbation , ce qui leur a fait présumer , que ce professeur n'étoit pas convaincu de la nécessité de soumettre la femme *Vasseur* à l'opération césarienne. ( *Cette note-ci est de l'Auteur du Mémoire.* )

gauche de la ligne qu'il s'étoit proposé de suivre. Une branche de l'artère épigastrique fournit beaucoup de sang, et cependant elle ne fut point liée sur-le-champ. L'enfant fut extrait, et la femme fut délivrée. Cette femme mourut quelques jours après. Le citoyen *Dubois* donna des ordres pour préparer le bassin et promit de nous le faire voir. Après la mort de cette malheureuse, il nous fit six leçons dans lesquelles il s'efforça de nous prouver la nécessité de cette opération lorsqu'il y avoit mauvaise configuration du bassin ; mais toutes ses raisons ne me convainquirent pas. Il n'y avoit qu'un seul moyen de conviction pour moi, c'étoit de nous montrer, dans une de ses démonstrations, le bassin tout frais : oh ! alors mon esprit incrédule n'auroit pu se refuser à l'évidence. Je sais très-bien que tous les auteurs parlent de cette opération comme devant être pratiquée. J'ai suivi plusieurs cours d'accouchemens, où on nous montroit des bassins viciés, mais on ne m'a pas convaincu de la nécessité de cette cruelle opération. Ce sont des faits comme celui qui vient de se passer sous nos yeux qui doivent servir à notre conviction. Notre instituteur auroit dû, dans une de ses leçons qui ont suivi la mort de cette infortunée, nous montrer le bassin, pour nous prouver la nécessité absolue de cette opération ; c'est avec une telle arme que l'on montre la vérité toute nue à des écoliers ; alors cette preuve est sans réplique. Mais que, dans ses leçons, le citoyen *Baudelocque* veuille nous convaincre de la nécessité de cette opération, par la seule vue de plusieurs bassins viciés qui traînent depuis plusieurs siècles dans les greniers de l'École ; non : malgré son mérite, il n'y parviendra pas. Pourquoi nous apporter des bassins dont il ne connoît pas lui-même le sujet, et dont le fait dont il nous parle, n'est consigné dans aucun acte authentique, tandis qu'il auroit pu s'armer du bassin de cette femme dont il est ici question, et s'en servir pour ses démonstrations ? Dans une des dernières leçons de cet accoucheur illustre, il nous parla qu'il avoit pratiqué cette opération sur une femme encore vivante, et qu'elle avoit réussi. Qu'il sache donc qu'il ne s'agit pas de savoir si l'opération s'est pratiquée ou si elle a réussi ; mais la grande question est de savoir, si elle est nécessaire. Il nous assura même qu'il étoit persuadé que la fille de cette citoyenne portoit un bassin vicié semblable à celui de sa mère. Si j'avois osé, je l'aurois prié de la nommer et de désigner sa demeure. Ce ne sont pas les raisons ni du citoyen *Baudelocque* ni de *Levret* qui me convaincront, mais c'est la vue du bassin de cette femme, après sa mort, qui servira à ma conviction. Mais supposons que je sois appelé auprès d'une femme. Après l'avoir bien examinée, je décide que l'opération césarienne est nécessaire, je l'opère. La femme vient à mourir, je prépare le bassin qui se trouve réellement vicié comme je l'avois décidé ; et, avec cette arme, je parviens a vous convaincre et à détruire votre erreur anti-césarienne. Jusqu'à ce que quelqu'un en ait agi avec autant de bonne foi, je me tiendrai pour certain que l'opération césarienne et sigaultienne ne sont nullement nécessaires, mais qu'elles n'ont été faites que pour se faire une réputation : car pour deux ou trois opérations qui ont réussi, combien de milliers de femmes ont péri ? Quoique jeune, permettez que je vous expose mes doutes, et éclairez ma foible raison si je suis dans l'erreur. Je m'adresse d'autant plus volontiers à vous, pour vous exposer mes doutes, que je suis persuadé que vous êtes de bonne foi, que vous ne briguez pas une réputation achetée aux dépens de la vie d'une infinité de malheureuses, et que vous vous reposez tout entier sur les soins de la nature. *Signé* GUTEL, Élève en Chirurgie.

*Le Citoyen* VASSEUR *au Docteur* SACOMBE, le 11 *Floréal, an* 4ᵉ.

J'ai l'honneur de vous prévenir, Citoyen, que je suis décidé à cesser la poursuite de l'affaire relative au citoyen *Dubois*. Je vous remercie des soins que vous avez bien voulu y apporter, et je vous préviens que toutes démarches tendantes à me faire changer de résolution seroient infructueuses. *Signé* VASSEUR.

## Réponse du Docteur SACOMBE à la lettre ci-dessus, le 12 Floréal, an 4<sup>e</sup>.

Je ne puis qu'applaudir, Citoyen, au sage parti que vous venez de prendre d'abandonner à ses remords et à vos mépris un accoucheur qui n'a pas rougi de vous avouer que votre malheureuse épouse étoit sa sixième victime sacrifiée à l'opération césarienne.

Si vous croyez me devoir quelque reconnoissance pour le vif intérêt que vos malheurs m'ont inspiré, veuillez me la témoigner en désavouant une phrase ( le corps de la lettre est d'une main étrangère ) qui mal interprêtée, est une injure que j'ose me flatter de n'avoir point mérité. La voici : *Je vous préviens que toutes démarches tendantes à me faire changer de résolutions seroient infructueuses.*

( P. S. ) Je prends la précaution de faire charger la présente à la poste, afin d'avoir la certitude qu'elle ne pourra être interceptée.

Nota. Point de réponse, et pour cause.

*Je soussigné, Notaire à Paris, demeurant rue Coquillère, section du Contrat Social, certifie que les Copies des lettres ci-dessus sont conformes aux Originaux déposés dans mon Étude. A Paris, ce vingt-quatre Floréal, an quatrième de la République.*
Signé Fleury, Notaire.

## Le Docteur SACOMBE au Citoyen VASSEUR, *le 25 Floréal, an 4<sup>e</sup>.*

Si la foiblesse de votre caractère ou des motifs que je suis peu jaloux de connoître, vous ont déterminé à cesser tout-à-coup vos poursuites contre le cit. *Dubois*, ne trouvez pas mauvais que je venge l'humanité outragée dans la personne de votre malheureuse épouse. Je vous envoie le premier exemplaire de mon Mémoire.

*Homo sum, humani à me nihil alienum puto.*

De l'Impr. de la rue des Fossés-Montmartre, N°. 42.

9 782014 115802